DE L'USAGE INTERNE
DE
L'EAU DE LA MER

ÉTUDE THÉRAPEUTIQUE

PAR

LE Dr WIART

ANCIEN INTERNE EN MÉDECINE ET EN CHIRURGIE DES HÔPITAUX DE PARIS,
MEMBRE DE LA SOCIÉTÉ DE MÉDECINE DE CAEN, DE L'ASSOCIATION
MÉDICALE DU CALVADOS, MÉDECIN DU BUREAU DE BIENFAISANCE.

Mémoire couronné (médaille d'argent) par le Congrès scientifique du Havre (1868)

CAEN
TYP. DE F. LE BLANC-HARDEL, LIBRAIRE
RUE FROIDE, 2

1868

Ce mémoire a été lu au Congrès scientifique du Havre, le 3 octobre 1868.

Des hommes compétents ont accueilli les données théoriques qu'il renferme, avec une bienveillance qui me fait un devoir d'aborder maintenant le côté pratique de la question.

Plus l'expérimentation se fera sur une vaste échelle, plus certains seront les résultats : leur valeur sera plus grande encore s'ils émanent de plusieurs sources ; de cette façon, ils subiraient un contrôle réciproque.

C'est pour cela que je me permets d'adresser ces quelques pages à mes confrères. Qu'ils daignent répondre à mon appel et m'éclairer de leurs lumières.

Peut-être pourrons-nous alors rendre à la thérapeutique, s'il y a réellement lieu, un agent qui a l'immense tort d'être à la portée de tous.

DE L'USAGE INTERNE

DE

L'EAU DE LA MER.

§ I.

COMPOSITION CHIMIQUE DE L'EAU DE LA MER.

Mon but n'est pas de faire œuvre de chimie : je serai donc très-bref sur ce point.

Je me bornerai à dire que tous les auteurs sont d'accord pour ranger l'eau de mer au nombre des eaux minérales chlorurées sodiques simples, que la plupart la mettent au premier rang de ces eaux.

Les analyses auxquelles elle a été soumise ont démontré que les différents sels qu'elle contient ont pour principes la soude, la potasse, la chaux, la magnésie, l'acide sulfurique et l'acide chlorhydrique. La caractéristique de sa minéralisation est le chlorure de sodium, qui en est aussi l'élément le plus invariable.

On trouve, de plus, dans l'eau de la mer, un principe dont les analyses chimiques ne font pas mention. Cette *substance organique des eaux de la mer,* que Bory de Saint-Vincent a nommée *mucosité de la mer*, est analogue à la *substance coagulable* des êtres vivants. « On « la trouve surtout, dit Roccas, dans les parties de la « mer où abondent les végétaux et les animaux qui les

« accompagnent ; elle est plus abondante lorsque les « eaux sont calmes que lorsqu'elles sont agitées. » Cette substance, d'origine encore douteuse, paraît être de nature azotée.

Les résultats de l'analyse ne sont point partout identiques : ils varient suivant le climat et la latitude, le voisinage du cours d'eau douce ou l'éloignement des côtes, suivant diverses conditions de gisement et de situation géographique dont on ignore encore l'influence.

La Manche contiendrait de principes minéralisateurs $\frac{32.65}{1000}$, l'Océan Atlantique, 38.72; la Méditerranée, 38.62.

§ II.

PROPRIÉTÉS THÉRAPEUTIQUES DE L'EAU DE MER PRISE A L'INTÉRIEUR.

Abordant le sujet réel de ce mémoire, je vais maintenant chercher dans l'expérience des faits d'abord, puis dans l'étude des eaux analogues à l'eau de la mer, de quoi étayer mes conclusions.

A. Ne croyez pas, Messieurs, que je regarde comme nouvelle la question que je vous expose : d'autres, plus autorisés que moi, en ont fait l'objet de travaux sérieux, et c'est le sommaire de ces travaux que je vais m'efforcer de vous soumettre.

L'emploi médicinal de l'eau de mer remonte à une époque très-ancienne ; cette remarque est de Richard Russel, qui publia en 1750, à Oxford, une dissertation *ex professo*, la plus ancienne où il nous ait été donné de puiser, sous le titre suivant : *De tabe glandulari, sive de usu aquæ marinæ in morbis glandularum.* Après avoir longuement exposé les indications et contre-indications du traitement et mis au premier rang de ces dernières l'irritation, la fièvre, qui accompagnent à certaine période les accidents scrofuleux, notre auteur cite dans l'ordre suivant les maladies contre lesquelles on doit avoir recours à l'eau de mer :

1° Toutes les obstructions récentes des glandes intestinales et mésentériques ;

2° Toutes les obstructions des glandes du poumon et des autres viscères, qui occasionnent si souvent la phthisie ;

3° La tuméfaction récente des glandes du col et des autres parties du corps ;

4° Les tumeurs récentes des articulations, qui ne sont pas ulcérées, squirrheuses ou cancéreuses, et qui ne proviennent pas de la carie des os ;

5° Les fluxions récentes sur les glandes des paupières ;

6° Toutes les affections cutanées, depuis l'érysipèle jusqu'à la lèpre ;

7° Les maladies de l'intérieur des narines avec épaississement de la lèvre supérieure ;

8° Les embarras des reins sans inflammation, si d'ailleurs ils ne contiennent pas un calcul trop volumineux ;

9° Les obstructions récentes du foie.

Ces conclusions reposent sur trente-neuf observations.

Russel ajoutait à la cure marine d'autres médicaments : c'est à ceux-ci que quelques médecins ont voulu attribuer les résultats obtenus ; à tort, selon nous, non pas que Russel ne mérite quelque reproche d'avoir fait de l'eau de mer une sorte de panacée et d'être tombé dans une exagération manifeste ; mais ceux-là qui tomberaient dans l'exagération contraire n'encourraient-ils pas un blâme moins excusable ?

La fin du XVIIIe siècle fut marquée par les travaux d'hommes éminents.

En 1757, Lind, dans son *Traité du scorbut,* publia quelques observations prises sur des marins atteints du scorbut et traités pendant quinze jours par l'eau de mer : les résultats du traitement n'ont pas été appréciables.

Vers la même époque, à Francfort, Cartheuser (1) ; à Londres, Robert White (2), Kentisch (3), Anderson (4) traitèrent tour à tour la même question.

Depuis le commencement de notre siècle, ces travaux deviennent de plus en plus rares.

Buchan, dans son *Traité sur les bains de mer*, qui parut à Londres en 1801 et fut plusieurs fois traduit en français, n'insista guère sur l'usage interne de l'eau de mer : il répéta ce qu'avait dit Russel ; de plus, trouvant dans cette eau des propriétés vermifuges, il ordonna de la faire prendre aux enfants, coupée avec du lait.

En 1812 fut imprimée à Paris une thèse de Lefrançois : *Coup-d'œil médical sur l'emploi externe et interne de l'eau de la mer.*

En 1829, Lalesque, dans une autre thèse : *Essai sur les effets de l'eau de mer dans les maladies chroniques*, cite

(1) « De viribus aquæ marinæ medicis, 1763. »

(2) « The use and abuse of sea-water, 1775. »

(3) « An essay on sea-bathing and the internal use of sea-water, 1785. »

(4) « A practical essay on the good and bad effect of sea-water and sea-bathing, 1795. »

plusieurs cas de guérison d'hydropisie par l'eau de mer employée à dose purgative, prise à huit ou dix jours d'intervalle.

En 1835, le docteur Greenhow publia, dans *The London medical and surgical journal*, un mémoire sur l'emploi de l'eau de mer à l'intérieur. Elle exerce une puissante influence sur l'économie ; mais c'est spécialement sur les intestins et les reins que ses effets sont le plus prononcés, par les abondantes évacuations auxquelles elle donne lieu : elle agit aussi sur la circulation, dont elle active la vitesse en même temps qu'elle élève la température de la surface du corps. Elle stimule le foie et exerce une influence spéciale sur les systèmes glandulaire et lymphatique. Son efficacité dans la dyspepsie est incontestable. Tous les ans, un grand nombre d'ouvriers travaillant aux mines de plomb d'Alstormoon viennent à Tynmouth passer deux ou trois semaines. Chaque matin, ils boivent une assez grande quantité d'eau de mer. Ces hommes arrivés le teint pâle, hâves, sans appétit, éprouvant de grandes difficultés de digestion, une constipation opiniâtre, retirent de ce traitement un bien-être considérable. L'auteur lui-même, atteint en 1834 d'une dyspepsie rebelle à tous les traitements, a vu disparaître, après l'usage pendant six semaines d'une pinte d'eau de mer le matin à jeun, tous les symptômes qui le tourmentaient.

Nous trouvons en 1841, dans un journal italien, *Memoriale della medicina contemporanea*, un article de M. Nardo sur le moyen de rendre plus efficaces l'action des bains de mer et l'usage de l'eau de mer à l'intérieur. Attribuant moins cette action aux sels de soude et de magnésie qu'aux principes organiques contenus dans l'eau de mer, donnant d'autre part pour origine à ceux-ci la décomposition continuelle des animaux et des végétaux, il fait tirer une certaine quantité d'algues marines, et pour provoquer l'abandon dans l'eau des principes qu'elles contiennent, il les laisse macérer plusieurs heures exposées à la chaleur et à la lumière du soleil. De cette eau ainsi préparée, il déclare avoir retiré des effets merveilleux, surtout dans les affections scrofuleuses.

En 1842, la question revint à l'ordre du jour en France. Le 29 mars, M. Fouquier, pharmacien à Fécamp, adressa une note à l'Académie de Médecine sur une préparation d'eau de mer dans laquelle il introduisait de l'acide carbonique.

« Malgré les résultats importants, dit-il, qui ont été publiés sur l'efficacité de l'eau de mer, l'usage de ce liquide à l'intérieur ne s'est pas généralisé, tandis que les bains ont, au contraire, acquis une grande popularité. »

Il attribue cet abandon au goût âcre, nauséabond de l'eau de mer, et pour obvier à cet inconvénient, il prend, suivant le conseil de Buchau, l'eau à deux ou trois lieues du rivage, la puise à une certaine profondeur ; puis il la filtre pour la débarrasser des matières putrescibles qu'elle tient en suspension, et la charge de quatre ou cinq volumes d'acide carbonique. Ainsi préparée, l'eau de mer se conserve longtemps, peut être transportée sans difficulté, et offre moins de répugnance au malade.

« A la dose de trois ou quatre verres, c'est le purgatif le plus doux et le plus fidèle ; une dose moindre pour les enfants est l'anthelminthique le plus sûr, et à dose dite altérante, elle jouit des propriétés les plus puissantes sur cette disposition de l'économie qui produit les scrofules, les tubercules, le carreau et le rachitisme. »

Dans la séance du 18 juillet 1843, Rayer fit, au nom de la Commission des eaux minérales, sur le travail de M. Pasquier, un rapport terminé par les conclusions suivantes :

1° L'eau de mer est un puissant purgatif.

2° Sa saveur est entièrement masquée par l'addition d'acide carbonique ; tous les malades l'ont prise sans répugnance et n'ont accusé qu'un goût salé fort supportable.

3° Aucun inconvénient n'a suivi son emploi.

Elle peut donc être employée avec avantage dans tous les cas où les purgatifs salins sont indiqués ; nous avons remarqué de plus qu'elle a une influence favorable sur les individus atteints d'affections scrofuleuses.

Nous vous proposons donc de répondre à M. le Ministre que M. Pasquier a fait une chose fort utile et profitable à la thérapeutique.

Ces conclusions furent adoptées.

Un ex-professeur distingué de la Faculté de Médecine de Caen, le regrettable docteur Le Cœur, a consacré trois chapitres (XXVIII, XXIX et XXX) de son excellent *Traité des bains de mer*, publié en 1846, à l'usage intérieur de l'eau de la mer.

Deux médecins italiens, Guastalla et Henri Trais, de Trieste, avaient obtenu de cet usage de très-bons résultats. Le Cœur reprit leurs expériences et obtint des résultats identiques.

Aussi expose-t-il dans son ouvrage toutes les règles que doit suivre le malade soumis à ce régime. S'il restait encore des obstacles à la vulgarisation de ce traitement, M. Pasquier les a vaincus.

Outre les propriétés cathartiques, antiscrofuleuses, vermifuges, Le Cœur signale (p. 182) un cas de guérison d'une fièvre intermittente quarte rebelle, pendant plus de trois mois, à tous les anti-périodiques, et cédant à douze bains aidés de l'ingestion de deux verres d'eau de mer prise le matin à jeun.

A partir de ce moment, le silence est à peu près complet. Cependant, dans le cours fait, en 1857, à l'École pratique, par le docteur Durand-Fardel, *Sur les eaux minérales de France et de l'étranger et leur emploi dans les maladies chroniques*, l'auteur, à propos de la diathèse scrofuleuse, accorde sur les eaux sulfurées une grande supériorité aux chlorurées sodiques, dont l'eau de mer est le type. Pour ce motif, il appelle l'attention des médecins sur le grand avantage qu'il y aurait en France, où les eaux chlorurées sodiques (Bourbonne, Balaruc) sont plutôt faibles, à les additionner avec les eaux-mères des salines, ce qui les rapprocherait pour la composition et l'énergie des eaux de Hombourg, Soden, Kissengen.

La même année aussi, un médecin allemand, Wiedasch, de Norderney, publia, dans la *Deutsche Klinik*, un article sur l'action des vapeurs d'eau de mer employées en inhalations; il a vu des tuberculoses, des pneumonies chroniques, des affections catharrhales profondément modifiées par ces inhalations.

B. Puis-je maintenant tirer de l'analogie quelques arguments en faveur de la thèse que je soutiens? Et d'abord cette analogie existe-t-elle?

Il me serait facile, Messieurs, de répondre à cette question en mettant sous vos yeux les tableaux d'analyse des différentes eaux chlorurées sodiques: Salins,

Balaruc, Bourbonne, Kreutznack, Kissengen, etc. Vous y verriez, ce que vous savez déjà, que toutes ces eaux composées des mêmes principes présentent seulement entre elles des différences quantitatives, non qualitatives. Les sels minéralisateurs s'y rencontrent à des doses plus ou moins élevées : nulle, sous ce rapport, n'atteint le chiffre de l'eau de mer, et c'est peut-être par cet excès de richesse qu'elle pècherait, s'il n'était bien facile d'y porter remède.

Si je veux encore ici m'appuyer sur des autorités, je vous rappellerai que M. Jolly, dans la séance de l'Académie de Médecine du 15 juin 1852, lut un rapport sur deux mémoires de MM. les docteurs Germain et Carrière, relatifs aux eaux minérales de Salins : qu'il félicita hautement les auteurs des analyses comparatives faites, par M. Germain, entre l'eau de mer et celle de Salins ; par M. Carrière, entre l'eau de mer et non-seulement celle de Salins, mais encore de Balaruc, de Béarn, de Kreutznack, de Fassendurf. La comparaison fut toujours à l'avantage de Salins. Reprocherons-nous aux auteurs un peu de partialité ? Hélas, qui de nous leur jetterait la première pierre ?

Entrerai-je maintenant dans l'énumération des cures merveilleuses attribuées aux différentes eaux chlorurées sodiques que j'ai précédemment indiquées ?

Non, Messieurs, je ne prendrai pas cette voie, où je resterais bientôt seul, si grande que puisse être votre bienveillance. Nombre de brochures paraissent chaque année, tantôt pour rappeler, à qui pourrait oublier, les miracles opérés dans telle ou telle station thermale, tantôt pour élever un nouveau piédestal à une nouvelle venue : la plupart sont du domaine du mercantilisme, je les y laisserai ; quelques-unes sont de véritables études faites par des hommes consciencieux. Ces observateurs ont tous remarqué dans les eaux minérales quelque chose d'inconnu, de spécial, agissant profondément sur l'économie, lui imprimant des modifications intimes, quelque chose dont l'analyse chimique est bien loin de donner la clef; c'est ce que les médecins allemands ont appelé l'action *pharmaco-dynamique.*

C'est des propriétés universellement reconnues des eaux chlorurées sodiques, de leurs vertus classiques, pour ainsi dire, que je tirerai quelques déductions en faveur de l'eau de la mer dans le paragraphe suivant.

§ III.

MODE D'EMPLOI DE L'EAU DE MER. INDICATIONS ET CONTRE-INDICATIONS.

L'eau de mer peut être employée en boissons, en lavements, en inhalations.

1° *En boissons.* — Disons d'abord quelques mots des précautions à prendre lorsqu'on veut employer ainsi l'eau de mer.

Elle doit être puisée à deux ou trois lieues du rivage et à une certaine profondeur. On l'obtient de cette façon plus limpide, moins mélangée de substances organiques en décomposition; son goût est moins âcre, moins nauséeux. Ce goût a été l'objet d'une foule d'objections à son emploi. Ces objections pourraient être sérieuses s'il s'agissait d'une de ces eaux de luxe auxquelles on a pompeusement donné le titre d'eaux de table; autrement elles ne sont que ridicules, et je me permettrai de demander à mes honorables contradicteurs s'ils ordonnent par goût l'eau de Kreutznack ou de Friederischall.

Si, avec M. Pasquier, nous admettons qu'on la filtre, nous rejetons bien loin ce nouveau composé d'eau de mer et d'acide carbonique, qu'il a préconisé.

En effet, les considérations sur lesquelles s'appuie ce mode d'administration sont la saveur désagréable de l'eau de mer, objection à laquelle nous venons de répondre, puis la difficulté de son transport sans décomposition de ses principes minéralisateurs. Mais il eût fallu, ce me semble, prouver d'abord que cette décomposition est telle, que l'eau de mer transportée à certaine distance a perdu toute son énergie, puis que l'acide carbonique dont on la charge n'altère pas les divers composés formés par ses principes immédiats. Or, si l'on me dit que l'eau de mer transportée n'offre plus la même activité de principes, je demanderai quelle est celle des eaux minérales qui peut ne pas être l'objet du même reproche. Le mouvement continuel des vagues, cette sorte de massage imprimé par le flot, l'influence d'une atmosphère saturée de sels marins, tout cela doit être cause d'une régénération permanente, s'il m'est permis de m'exprimer ainsi, à laquelle cesse d'être soumise l'eau de la mer quand elle est hors du réservoir commun. Mais l'acide carbonique remplace-t-il tout cela ? Évidemment non. Peut-il altérer les composés minéralisateurs ? Oui, sans aucun doute, et alors même que l'analyse chimique serait muette, alors que les expériences faites au moyen de cette eau donneraient encore, comme cela a eu lieu, des résultats satisfaisants, je dirais que les propriétés de l'eau de mer ont survécu en partie suffisante pour être efficaces, mais que l'eau ainsi employée était certes plus différente de l'eau de mer au moment où on la puise, que n'eût été l'eau conservée sans acide carbonique.

Je ne puis résister au désir de citer à ce propos quelques lignes extraites d'un mémoire de M. le docteur Kuhn sur la médication purgative en général et les eaux purgatives en particulier :

« Une circonstance dont il importe de tenir compte, c'est la présence du gaz acide carbonique dans les solutions employées comme laxatives. Le rôle de ce corps n'a pas été toujours convenablement apprécié : l'abus qu'on en fait, en le mêlant à toutes les eaux et limonades purgatives, semblerait du moins le prouver. Il n'y a pas de corps pour lequel les membranes digestives aient une plus grande affinité et qui s'absorbe plus vite ou plus facilement que le gaz carbonique. . . . . . L'effet le plus immédiat de ce gaz est de tempérer, de ralentir tous les mouvements contractiles du tube alimentaire, et de favoriser l'absorption en prolongeant le contact du liquide avec la muqueuse digestive ; on voit donc qu'en sollicitant l'absorption gastro-intestinale et en ralentissant la contractibilité et par conséquent le travail de réaction du tube alimentaire, le gaz acide carbonique tend directement à amoindrir l'effet purgatif. Aussi l'addition de ce corps à toutes les solutions plus ou moins laxatives constitue-t-elle un véritable non-sens, une absurdité pharmacologique. . . . .

. . . .

Une boisson purgative ne saurait jamais devenir une boisson d'agrément, et tout ce qu'on fera pour la rendre agréable au goût sera au détriment de ses propriétés évacuantes. »

Pardon de cette digression, et revenons à notre sujet :

A la dose de deux à quatre verres pour les adultes,

quelques cuillerées pour les enfants, l'eau de mer est un purgatif énergique. On doit, quand on l'emploie ainsi, mettre huit à dix jours d'intervalle entre chaque prise.

D'après Buchan, la dose à prendre comme cathartique actif est d'une pinte le matin à jeun, prise en deux fois, à une demi-heure d'intervalle. Si l'effet est trop violent, on doit prendre moitié le soir au moment du coucher et moitié le matin à jeun, en ayant soin de la tiédir par l'addition d'une certaine quantité d'eau bouillante : « Elle n'apportera aucun dérangement pendant la nuit et produira tout l'effet qu'on en attend sans occasionner l'altération qui en résulterait si l'on prenait toute la dose à la fois. »

Quand l'eau de mer ne passe pas aisément, le même auteur conseille d'y ajouter un ou deux grains de magnésie blanche ou quelques tasses d'une infusion de séné.

Mais si l'on veut obtenir de l'eau de mer un effet plus profond, plus durable, modifier intimement l'organisme, agir sur la cellule elle-même, c'est à dose altérante, fondante, comme disent les pathologistes anglais, qu'on doit l'employer. A ce titre, on en ordonne un verre le soir tantôt pure, tantôt coupée avec du lait ou une décoction mucilagineuse. De cette façon, elle entretient la liberté du ventre et active toutes les fonctions. Ce traitement peut être longtemps continué : « *Diù et per integrum subindè annum, si ægrorum nempè ægritudinumque conditio ità postulet, securè protrahi potest* », a dit Cartheuser.

2° *En lavements.* — Je n'insisterai pas sur ce point. On comprendra facilement de quelle utilité peut être pour la navigation ce moyen de remplacer l'eau douce employée habituellement comme véhicule.

3° *En inhalations.* — Point n'est besoin d'entrer dans la description des appareils vaporisateurs : porter l'eau de mer à l'ébullition, aspirer les vapeurs, voilà tout ce qui nous concerne.

Nous avons parlé des résultats obtenus par le docteur Wiedasch. Voici ce que disait Ménières à propos de la vaporisation des eaux :

« J'ai parlé ailleurs de l'odeur de chlore qu'on sent dans les manufactures de sel commun. Orfila, qui s'était placé avec moi dans une des cellules de l'établissement d'Ischl, signalait l'air que nous y respirions et ne doutait pas qu'il ne se trouvât dans ces circonstances singulières un agent thérapeutique inconnu.

« Eh bien! j'ai retrouvé à Salins, dans les salles où se fait l'évaporation de l'eau salée, la même odeur indiquant le même phénomène, et je crois que l'on pourrait tirer parti de cette buée minéralisée.

« Je ne comprends pas comment les médecins qui ont écrit sur les propriétés médicinales des eaux salées ont oublié de parler de ce point, si important à mon avis. »

Pour traiter maintenant le côté nosologique de ce mémoire, je diviserai les maladies en trois groupes : aiguës, chroniques et constitutionnelles ou générales.

1° *Maladies aiguës.* — L'eau de la mer peut remplacer tous nos purgatifs salins, sulfate de magnésie, de soude, etc.

C'est là, il me semble, une ressource considérable

pour la médecine navale, et sans vouloir entrer dans le détail des affections auxquelles conviennent les purgatifs salins, sans parler de la médication purgative en général, je crois pouvoir dire que, dans ce médicament toujours sous la main, le médecin trouvera un puissant auxiliaire.

2° *Maladies chroniques.* — Pour ce qui concerne les affections chroniques des voies respiratoires, la cure minérale est presque toujours confiée aux eaux sulfureuses: Eaux-Bonnes, Cauterets, etc. Je crois cependant devoir dire quelques mots des inhalations de vapeur d'eau de mer. Le docteur Wiedasch en a retiré d'excellents résultats dans les catarrhes bronchiques, la pneumonie chronique; pourquoi ne continuerait-on pas des expériences dont le début a été si heureux? Il n'y a dans ce mode de traitement rien que de très-rationnel.

Le traitement de la phthisie pulmonaire par l'eau de mer nécessite quelques réflexions. Efficace dans ce genre de phthisie que Morton appelait phthisie scrofuleuse : « *Et quidem ab istis tumoribus in pulmonibus finis oriri solet phthisis illa scrofulosa : cujus certissimum diagnosticon sumendum est a tumoribus glandulosis in externo habitu corporis eam comitantibus, vel saltem præcedentibus* », il pourrait devenir pernicieux dans les autres cas. Malgré les assertions de quelques auteurs, je n'oserais expérimenter une arme aussi dangereuse.

Les maladies des voies digestives relèvent plus souvent des eaux chlorurées sodiques.

Nous avons vu ce que dit le docteur Greenhow de l'efficacité de l'eau de la mer dans la dyspepsie. Ce n'est point une opinion isolée. Speed disait aussi :

« *Hanc possunt bibere ii qui phlegmaticæ, ut aiunt, sunt constitutionis : his roborat ventriculum eique restituit suum calorem, amissamque reddit appetentiam.* » On comprend très-bien d'ailleurs que ces eaux essentiellement excitantes puissent, dans certaines formes de dyspepsie gastrique ou intestinale, rendre au tube digestif la tonicité qui lui fait défaut.

Je dirai quelques mots en passant de la constipation, dans laquelle l'eau de mer pourra agir à la fois comme purgatif et comme tonifiant de l'organisme tout entier;

Des vers intestinaux, contre lesquels elle a tant été préconisée;

Des affections du foie en général, où elle agirait, suivant Russel, avec autant d'efficacité que l'eau de Vichy (ce qui est certain, c'est que les vertus reconstituantes de l'eau de mer sont bien souvent utiles à ceux qui ont abusé des eaux alcalines);

De l'ictère, où elle agit comme purgatif;

De l'ascite où, d'après Lalesque, elle agit beaucoup mieux que les drastiques.

Je ne veux point parler de ces engorgements chroniques dont les viscères, les ovaires en particulier, deviennent souvent le siége. Ces altérations anatomiques, que les anciens avaient nommées à si juste titre engorgements, obstructions viscérales, et contre lesquelles les eaux chlorurées sodiques jouissent de propriétés bien connues, sont pour la plupart sous la dépendance de la diathèse scrofuleuse qui nous occupera bientôt.

Il en est de même des maladies de la peau, depuis la forme erythémateuse jusqu'à la forme crustacée-ulcéreuse de M. Bazin. C'est au médecin à chercher la cause dans l'effet, la diathèse dans le symptôme local.

De même aussi des affections des organes des sens.

Disons cependant, à propos des maladies des yeux, que le docteur Trautwein a cru trouver dans les eaux de Kreutznack un puissant résolutif contre cette hypersécrétion intra-oculaire de De Grœfe ou intra-hyaloïdienne de Donders, dont le résultat est le glaucôme et par suite presque toujours la cécité. Dans les cas où l'intervention chirurgicale ne serait pas urgente, peut-être pourrait-on essayer l'eau de mer.

3° *Maladies constitutionnelles ou générales.* — En tête de ce groupe, je placerai la scrofule d'abord, parce que, de toutes, c'est celle que le médecin rencontre peut-être le plus souvent, puis que, de toutes aussi, c'est celle sur laquelle les eaux chlorurées sodiques ont la plus heureuse influence.

Je ne chercherai pas à démontrer la réalité de ces deux propositions : nul, je crois, ne songe à me les contester ; mais je dirai dès maintenant que si des expériences bien faites, suivies, d'autant plus probantes que les différentes formes sous lesquelles se présente cette affection étant mieux connues, le traitement serait toujours justement appliqué, si des expériences nouvelles, dis-je, venaient s'ajouter aux anciennes expériences pour démontrer que, de l'usage interne de l'eau de la mer, les scrofuleux retirent un bénéfice considérable, je croirais pouvoir négliger tout autre argument en faveur de cette eau : elle serait suffisamment dotée.

Mais sans cela même, de quel droit répudierions-nous les résultats obtenus par des hommes recommandables ? Erreur de diagnostic ? Mais qui le prouve ? N'envoyez-vous pas tous les jours des scrofuleux à

Salins, à Nauheim, à Kreutznack ? N'ordonnez-vous pas à d'autres les eaux venant de ces sources ?

Passons, ce sujet m'entraînerait à des redites dans lesquelles je ne veux pas tomber.

Rappelons-nous seulement que Russel suspendait l'usage de l'eau de mer pendant la période qu'on pourrait appeler fébrile, d'excitation : aujourd'hui les médecins de Kreutznack se gardent bien de continuer le traitement quand les engorgements scrofuleux présentent des symptômes inflammatoires.

Je passerai sous silence le rhumatisme et la goutte : les auteurs qui ont vanté contre ces diathèses les eaux chlorurées sodiques, Néris, Luxeuil, ont surtout eu en vue la thermalité de ces eaux.

Il en est autrement de la syphilis, et je ne doute pas que dans la syphilis constitutionnelle on ne puisse tirer de l'action altérante de l'eau de la mer d'immenses avantages. Ce moyen n'a pas, je dois le dire, été étudié, que je sache.

Enfin, dans tous les états où le sang pèche par défaut de cruor, toutes ces anémies qui succèdent à des affections inflammatoires, aux fièvres palustres, dans la chlorose, l'aménorrhée, la dysménorrhée, ne peut-on pas employer l'eau de mer seule ou comme adjuvant de la médication ferrugineuse, suivant les cas ? En stimulant les fonctions de l'appareil digestif, n'agirait-elle pas sur l'organisme tout entier, non-seulement en le tonifiant par les principes mêmes qu'elle contient, mais en lui rendant les autres agents thérapeutiques plus facilement assimilables ?

§ IV.

CONCLUSIONS.

Permettez-moi, Messieurs, de revenir un peu en arrière avant de poser mes conclusions.

J'ai parlé de l'emploi de l'eau de mer dans les affections aiguës, dans les maladies chroniques et dans les maladies constitutionnelles.

S'il y a avantage pour le navigateur à employer l'eau de mer comme purgatif, il faut reconnaître que cet avantage est nul au point de vue de la médecine civile, si ce n'est cependant encore pour les habitants du littoral. L'eau de mer, ai-je dit, remplace les autres purgatifs salins : ceux-ci, je crois, ne lui cèdent en rien, et la question, dans ce cas, est toute d'économie.

Il en est bien autrement des maladies chroniques et des maladies constitutionnelles, et cela pour deux raisons : la première est que, d'après les règlements de la marine, ne peuvent point être embarqués, je crois, ceux qui sont atteints de ces affections ; la seconde, que les eaux chlorurées sodiques sont très-rares en France. Quel avantage n'y aurait-il donc pas pour les villes éloignées de ces stations, rapprochées au contraire du littoral, dans l'emploi de l'eau de la mer ? Quelle lacune, quel vide pourrait combler cet emploi, surtout dans la médecine des pauvres ! Car il faut être riche, nul n'en doute, pour se permettre les eaux de Balaruc ou de Kreutznack, tandis que le transport de l'eau de mer serait évidemment de peu de frais.

Je cherche en vain les objections que l'on pourrait

faire à ce que j'avance, et si l'on revient sur la difficulté de conserver l'eau de la mer, difficulté qui n'est pas plus prouvée, remarquez-le bien, pour celle-ci que pour toutes les eaux qui contiennent des principes minéralisateurs en quantité appréciable, je répondrai qu'il est encore tout un monde qui pourrait profiter des bienfaits de l'eau de mer; je ne parle pas seulement des habitants du littoral, mais encore des villes ayant avec le littoral des moyens de communication facile.

Que si l'on m'oppose des règlements de douane ou autres ordonnances, je demanderai que ces ordonnances, en s'entourant bien entendu de toutes les formalités requises, soient levées en faveur de l'hygiène publique.

Mais, me dira-t-on peut-être, tous les résultats obtenus par les anciens expérimentateurs, tous ceux que consignent les médecins des eaux, ne sont pas dus seulement à l'ingestion de quelques verres d'eau minérale : l'atmosphère, les bains, voilà les véritables sources de guérison ; à peine peut-on considérer l'usage interne de ces eaux comme un adjuvant utile dans quelques cas particuliers. Cette objection aurait sa raison d'être, je le confesse, si, pour faire place à l'usage interne de l'eau de la mer, je rayais du cadre thérapeutique l'atmosphère et les bains. Loin de moi, Messieurs, cette pensée. Mais permettez que je vous fasse une seule question : tous les malades sont-ils dans une position qui leur permette d'aller passer une saison à la mer? Non, sans doute. Eh bien, je prétends que ceux qui ne peuvent jouir ni des bains, ni de l'air de la côte, pourront, si vous le voulez, tirer de l'usage interne de l'eau de mer des bénéfices considérables. Je prétends aussi que celui qui va chercher la santé au bord de la mer doit presque toujours associer le traitement interne au traitement externe. Autre point : la saison des bains de mer dure deux ou trois mois plus ou moins : le reste de l'année, nul ne demande à l'eau de mer un soulagement à ses maux. Pourquoi? Justement parce que le malade qui, pour prendre un bain de mer, dans la saison, se résignera chaque jour à faire plusieurs lieues, n'a même pas l'idée que cette eau puisse être d'un autre emploi.

Je confesse que cet oubli, je dirais presque ce mépris, dont je me plains, est plus classique que pratique : en effet, je ne sache pas qu'un traité classique de pathologie, je veux parler de ceux qui sont entre les mains de tous les étudiants, parle de la valeur thérapeutique de l'eau de mer; des praticiens au contraire, il y en a encore quelques-uns qui, envoyant leurs malades au bord de la mer, leur conseillent de prendre de temps en temps quelques gorgées d'eau de mer, conseil donné bien timidement en général, mais enfin c'est quelque chose au milieu du silence.

Je le répète, il y a de l'usage interne de l'eau de mer beaucoup à apprendre, beaucoup à obtenir. C'est fort de cette conviction que je termine ce mémoire par les conclusions suivantes :

1° L'eau de mer prise à l'intérieur est un puissant moyen thérapeutique, non-seulement comme adjuvant des bains et des autres modes de la cure marine, mais seule et prise à distance du réservoir commun.

2° Dans les affections aiguës, c'est au point de vue de la médecine navale que ses avantages sont le moins contestables.

3° Dans quelques affections chroniques des voies respiratoires, du tube digestif et des autres systèmes, son emploi est aussi appelé à rendre de grands services.

4° Enfin, dans les maladies constitutionnelles et notamment la scrofule, son utilité sera d'autant plus considérable que le prix élevé des autres eaux minérales chlorurées salines, qu'elle remplace avantageusement, rend leur usage impossible dans la classe pauvre, où la maladie exerce le plus ses ravages.

FIN.

Je dois à MM. les Juges du Congrès d'ajouter à ce mémoire quelques réflexions, fruits de leur expérience.

L'eau de mer fréquemment employée en injections dans les écoulements leucorrhéiques fournit, presque constamment, d'excellents résultats;

Aussi, en lotions, dans la congestion chronique de la conjonctive oculo-palpébrale;

En lavements, elle produit des effets bien différents de ceux que l'on retire des sels ordinairement employés;

Au moyen de l'appareil de Sales-Girons, elle peut être très-utile en pulvérisations dans les affections du larynx et des bronches;

Dans quelques cas rares enfin, son usage interne, longtemps continué, donne lieu à des symptômes de gastro-entérite qui contre-indiquent son emploi.

Caen, typ. de F. Le Blanc-Hardel.

www.ingramcontent.com/pod-product-compliance
Ingram Content Group UK Ltd.
Pitfield, Milton Keynes, MK11 3LW, UK
UKHW032030260826
14628UKWH00006B/2862